DIE MASERNPROPHYLAXE
UND IHRE TECHNIK

VON

DR. RUDOLF DEGKWITZ
ASSISTENT AN DER UNIV.-KINDERKLINIK
MÜNCHEN

ZUM GEBRAUCHE
FÜR KRANKENHÄUSER, FÜRSORGE-
SCHUL- UND PRAKTISCHE ÄRZTE

GEMEINSAM MIT DEM AUTOR BEARBEITET VON
DR. BERNHARD DE RUDDER

MIT 4 ABBILDUNGEN

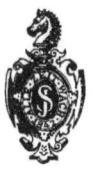

SPRINGER-VERLAG BERLIN HEIDELBERG GMBH 1923

ISBN 978-3-662-32351-9   ISBN 978-3-662-33178-1 (eBook)
DOI 10.1007/978-3-662-33178-1

ALLE RECHTE, INSBESONDERE
DAS DER ÜBERSETZUNG IN FREMDE SPRACHEN
VORBEHALTEN

DIES BUCH SEI
HERRN GEHEIMRAT
PROFESSOR Dr. OTTO HEUBNER
DEM NESTOR
UNTER DEN DEUTSCHEN PÄDIATERN
IN VEREHRUNG GEWIDMET

Geleitwort.

Die Verhütung und Milderung der Masern mit Hilfe von Masern-Rekonvaleszentenserum nach dem Verfahren, welches in dieser Schrift beschrieben wird, ist eine ganz außerordentlich wertvolle Leistung, auf welche die Kinderheilkunde stolz sein darf. Tausenden durchaus gesund veranlagter Kinder, wie sie bisher alljährlich von den Masern dahingerafft wurden, kann auf diesem Wege mit erstaunlicher Sicherheit Gesundheit und Leben gerettet werden.

Der Ruhm dieses Fortschritts fällt ausschließlich dem Verfasser der vorliegenden Schrift zu. Nicht, daß Herr Dr. Degkwitz der erste wäre, der auf den Gedanken der Verhütung und Behandlung der Masern mit Rekonvaleszentenserum gekommen ist. Der Gedanke, das Serum von Gesunden und Genesenen zur Behandlung von Infektionskrankheiten zu verwenden, war naheliegend, sobald die Möglichkeit der „passiven" Immunisierung mittels spezifischem Serum entdeckt war (Richet und Héricourt 1881 gegen Staphylokokkeninfektion), die Antitoxine und andere Antikörper (Behring mit Nissen und mit Pitasato, Charrin und Roger 1891) als die wirksamen Bestandteile dieser Sera nachgewiesen und das Vorhandensein der Antikörper auch im Rekonvaleszentenblute festgestellt worden war. Meines Wissens war A. Neisser[1]) 1892 der erste, der menschliches Rekonvaleszentenserum überhaupt therapeutisch verwendete. Es folgten Versuche der Anwendung bei Typhus und Cholera, bald auch bei Scharlach und Masern. Weisbecker[2]) war es, der als erster

---

[1]) Bei Pneumonie, Deutsche medizin. Wochenschr. 1892, S. 593.
[2]) Zeitschrift f. klin. Medizin, Bd. 30, H. 3 u. 7 (1896) und Münchner Medizin. Wochenschrift 1899, S. 1054.

über Erfolge der Rekonvaleszentenserumbehandlung bei diesen akuten Exanthemen berichtete. Er verwendete Masern-Rekonvaleszentenserum vom 3. oder 4. Tage nach der vollständigen Entfieberung und erzielte in allen 4 Fällen von Masernpneumonie, in denen er es angewendet hatte, bedeutende Besserung; in 2 Fällen Entfieberung in 6 bzw. 24 Stunden. In einem weiteren Falle, in dem er das Serum schon im Prodromalstadium injiziert hatte, trat das Exanthem verspätet auf, zuletzt im Gesicht, und war der Verlauf sehr mild. Im Anschluß an diese Versuche Weisbeckers behandelten die Assistenten Leydens Huber und Blumenthal[1]) 9 weitere Masernfälle mit Blutserum von 6 Rekonvaleszenten, das zwischen dem 3. und 16. Tag nach der Entfieberung entnommen war. In 2—3 Fällen hatten sie damit unzweifelhaften Erfolg; bezüglich des günstigen Verlaufs der anderen Fälle, jedesmal rasche Entfieberung und auffallende Besserung des Allgemeinbefindens, waren sie zweifelhaft, ob er auf die Seruminjektion zu beziehen sei, weil diese in einem Stadium der Krankheit vorgenommen wurde, in der auch ohne Serum die Krise zu erwarten war. Der Versuch der Franzosen und Engländer, die Priorität der Serumprophylaxe den beiden ausgezeichneten französischen Forschern Nicolle und Conseil zuzuschieben, die im Jahre 1916 in einem Fall von Masern Rekonvaleszentenserum prophylaktisch angewendet hatten[2]), ist also aussichtslos, da Weisbecker schon 20 Jahre früher auf diesen Gedanken gekommen war.

Man braucht aber nur die früheren deutschen Arbeiten zu lesen und mit den Abhandlungen Degkwitz' zu vergleichen, um zu erkennen, daß auch die deutschen Vorarbeiten sein Verdienst nicht schmälern. Denn er allein hat mit zäher Ausdauer ausprobiert, zu welchem Zeitpunkt das Rekonvaleszentenserum am wirksamsten ist; er hat die sparsamste Dosierung dieser kostbaren Flüssigkeit ermittelt; er hat klar festgestellt, welche Zeitpunkte für die Injektion des Serums die geeignetsten sind; wie je nach dem Stadium der Infektion bzw. Inkubation die

---

[1]) Berliner klin. Wochenschrift 1897, Nr. 31.
[2]) Bull. et mém. de la soc. méd. des hôp. de Paris, 3. séance 42. Bd.

Dosen abgestuft werden müssen; er hat scharf erkannt, daß das Serum zu zwei Zwecken verwendet werden kann: zur rein passiven Immunisierung, um den Ausbruch der Krankheit überhaupt zu verhindern, und zur Milderung der nicht mehr unterdrückbaren Krankheit und gefahrlosen Gewinnung dauernder aktiver Immunität; er hat, gestützt auf die Darlegungen v. Pfaundlers, genau das Ziel des Schutzes des am meisten gefährdeten frühen Kindesalters aufgerichtet; er endlich hat eine gründlich durchdachte, höchst zweckmäßige Organisation angegeben und zur Durchführung gebracht, um das kostbare Serum in genügenden Mengen und völlig zuverlässiger Beschaffenheit herbeizuschaffen, zu konservieren und so ausgiebig als möglich zu verwenden.

Das Degkwitzsche Verfahren empfiehlt sich selbst und bedarf keiner Einführung; Herr Dr. Degkwitz hat aber gewünscht, daß ich ein paar einleitende Worte sage. Es bereitete mir lebhafte Freude, seinen Wunsch zu erfüllen.

München, im Sommer 1923.

M. v. Gruber.

Vorwort.

Seit meinen ersten Veröffentlichungen aus den Jahren 1920/21 erschienen in rascher Folge zahlreiche Arbeiten im In- und Auslande, die über mehrere tausend Fälle berichteten, bei denen es gelungen war, mit Masernrekonvaleszentenserum infizierte oder masernbedrohte Kinder vor der Erkrankung zu schützen. Ich selbst habe seit dem Jahre 1919 mehr als 5000 Kinder gegen Masern immunisiert. Einstimmig wird die Zuverlässigkeit und die Unschädlichkeit der Methode bestätigt und die Notwendigkeit des Masernschutzes betont.

Das vorliegende Buch soll die fremden und die eigenen Erfahrungen in einer handlichen Form für ein größeres ärztliches Forum zusammenfassen. Den Anstoß zu dieser Schrift gaben die zahlreichen persönlichen Anfragen von Krankenhäusern, Fürsorge- und Schulärzten nach der Technik der Serumherstellung und -anwendung, die ich bei weitem nicht alle persönlich mit der gewünschten Gründlichkeit und Ausführlichkeit beantworten konnte.

Es beginnen immer mehr Städte und Fürsorgestellen nach dem Muster der Münchner Modellorganisation Serum herzustellen und die Beschaffung von Serum zu organisieren. Diesen Zentralstellen sollen die Erfahrungen der Münchner Organisation über die Serumbeschaffung und -herstellung und den Krippen-, Säuglingsanstalts-, Fürsorge-, Schul- und praktischen Ärzten die Erfahrungen über die Serumanwendung übermittelt werden.

Die Fragen nach Masernschutzserum häufen sich, seitdem, wie ich aus einer Zeitungsnotiz erfuhr, im preußischen Ministerium für Volkswohlfahrt eine Sitzung stattgefunden hat, in der die Anwendung meiner Methode und ihre Propagierung durch amtliche Stellen empfohlen wurde.

Der Mangel meiner Masernschutzmethode liegt klar zutage: er liegt in der Schwierigkeit der Serumbeschaffung. Ich schließe diese Zeilen in der festen Zuversicht, daß dieses Hindernis einer umfassenderen Masernprophylaxe in absehbarer Zeit behoben sein wird.

Im Frühjahr 1921 teilte ich auf der Sitzung der „Deutschen Gesellschaft für Kinderheilkunde in Jena" mit, daß es mir gelungen sei, Kinder mit abgeschwächten, in vitro gezüchteten Masernerregern nach dem Prinzip der Pockenimpfung zu immunisieren. Diese Versuche wurden fortgesetzt und bei einer großen Anzahl von Impflingen mit Erfolg angewandt. Es ist bei weiterem Verfolgen dieses Problems gelungen, den Masernerreger je nach den Kulturbedingungen als hochvirulenten Keim oder als abgeschwächte, aber vollimmunisierende Vaccine zu züchten. Damit ist der Weg zu einer aktiven Immunisierung nach dem Prinzip der Pockenimpfung und zur Gewinnung von tierischen Immunseren frei.

Diese Laboratoriumsversuche für die allgemeine Praxis reif zu machen und den Kampf gegen die Masern auf eine breitere Basis zu stellen, soll die Aufgabe der nächsten Jahre sein.

München, Universitäts-Kinderklinik,
    im Sommer 1923.

Dr. Rudolf Degkwitz.

Inhaltsverzeichnis.

	Seite
Notwendigkeit der Masernprophylaxe	11
Die Grundlagen der Masernprophylaxe	15
Technik der Schutzserumherstellung	23
Blutentnahme	24
Serumgewinnung	26
Gefahren der Krankheitsübertragung	28
Technik der Schutzserumanwendung	30
Technik der Schutzserumbeschaffung	32

Notwendigkeit der Masernprophylaxe.

Die Masern sind eine unbedingt kontagiöse Erkrankung. Jeder Mensch erkrankt an Masern, sobald er zum erstenmal mit den Krankheitserregern in Berührung kommt. Diese absolute Empfänglichkeit ist in allen Lebensaltern die gleiche. Nur der Neugeborene ist in den ersten Lebensmonaten gegen Masern immun, aber auch nur, wenn seine Mutter die Krankheit durchgemacht hat. Eine Kinderkrankheit sind die Masern bei uns nur deshalb, weil die Mehrzahl der Menschen in unseren verkehrsreichen und dichtbevölkerten Gegenden schon in ihrer Kindheit zum ersten Male mit Masernerregern in Berührung kommt. *Empfänglichkeit für Masern*

Von 100 Masernerkrankungen liegen nur 2,7% jenseits des 14. Lebensjahres. Die Kurve der Masernmorbidität steigt gleich jenseits des Säuglingsalters steil an, erreicht ihren Höhepunkt im Schulalter, um gegen die Pubertät hin rasch abzufallen. *Morbidität*

Der Glaube von der Harmlosigkeit der Masern ist glücklicherweise in den weitesten ärztlichen Kreisen ins Wanken geraten. Nur bei Kollegen, die sich ausschließlich in der Praxis aurea bewegen, und bei Laien stößt man auf Unglauben, wenn man die Masern als eine Krankheit bezeichnet, die dem Volksganzen merklichen Abbruch tut. Der Fürsorge- und Kinderarzt kennt das wahre Gesicht der Krankheit und fürchtet sie. In Wien starben in den Jahren 1907—1910 (es handelte sich aber nicht um Masernjahre) mehr Kinder an Masern als an Scharlach, Diphtherie und Keuchhusten zusammen. Die durchschnittliche Maserngesamtsterblichkeit beträgt 6—7%, in Krippen und Säug- *Mortalität* lingsheimen steigt sie auf 26—28%, und in Krankenhäusern werden Epidemien mit 50% Sterblichkeit beobachtet. Wenn auch die durchschnittliche Masernsterblichkeit unter der des Scharlachs, der Diphtherie und des Keuchhustens liegt (10%) und der einzelne Kranke mehr Chancen hat, seine Masern als eine der anderen genannten Erkrankungen zu überstehen, ist doch die Zahl der Maserntodesfälle viel höher als die jeder einzelnen dieser Erkrankungen, weil eben alle Menschen an Masern erkranken.

<small>Abhängigkeitsfaktoren der Mortalität</small>
Die Masernsterblichkeit hängt nach den allgemeinen Erfahrungen von drei Umständen ab:
a) vom Alter des Kindes,
b) von seinem Körperzustand,
c) von seiner sozialen Lage.

Nach Rosenfeld erreichte in Wien in den Jahren 1891 bis 1900 die Masernsterblichkeit in den ärmeren Stadtteilen das 20fache der Sterblichkeit wie in den reichsten (10,9% gegen 0,55%). Zu einem ähnlichen Ergebnis (das 13fache) kommt Reiche für Hamburg. Pfaundler zeigte, daß die Ursache für diese Erscheinung im wesentlichen darin liegt, daß die Kinder der ärmeren Volksschichten ihre Erkrankung in einem viel früheren Lebensalter durchmachen als die Kinder der Reichen. Im Säuglings- und Kleinkindesalter ist die Zahl der komplizierenden Nachkrankheiten, vor allem der Pneumonien, die das Hauptkontingent der Maserntodesfälle stellen, eine sehr hohe. Unglücklicherweise fällt für die überwiegende Mehrzahl der Proletarierkinder der Krankheitstermin gerade in diese Zeit, und zwar deshalb, weil sie schon in diesem Alter sozial werden, d. h. aus dem Familienverbande heraustreten und unglücklicherweise sogleich in die Brennpunkte der Masernverbreitung, in Krippen, Säuglingsheime und Kindergärten, verpflanzt werden. Die Kinder der Reichen werden sozial, wenn sie in die Schule kommen, und bekommen dann erst ihre Masern. **Von 100 Maserntodesfällen treffen, wie Pfaundler an 673 Maserntodesfällen in München und Reder an 2772 Maserntodesfällen zeigten, und wie andere große Statistiken erkennen lassen, ca. 90% auf die ersten 5 Lebensjahre.**

Diese Zahlen zeigen ganz klar, daß der Gefahr, an Masern zu sterben, entronnen ist, wer seine Masern erst im Schulalter durchmacht. Gelänge es, alle Kinder bis zum Schulalter masernfrei zu erhalten, so wären die Masern tatsächlich zu der harmlosen Erkrankung degradiert, als die sie irrtümlicherweise bei manchen noch gelten. An diesem Punkte hat der Kampf gegen die Masern einzusetzen. Das im allgemeinen, verglichen mit der Erwachsenenmedizin, viel verlockendere Problem, Kinder vor dem Tode zu bewahren und damit der Allgemeinheit ein volles Arbeitsleben und die volle potentielle Energie der Deszendenten dieses erretteten Individuums zu erhalten, vereinfacht sich in dem Spezialfall der Masern ganz besonders. Die Krankheit braucht nicht ausgerottet zu werden. Eine allgemeine Verschiebung des Krankheitstermins wäre schon ein voller Erfolg (Pfaundler). *Möglichkeiten der Masernprophylaxe*

Ein Einwand, der vielleicht von rassenhygienischer Seite gemacht werden könnte, daß die Schwächlinge, die an Masern sterben, von einem höheren als dem rein ärztlichen Standpunkte aus als entbehrliches Material angesehen werden könnten, trifft für deutsche Verhältnisse auf keinen Fall zu. Die fortschreitende Verelendung unserer Nation im allgemeinen und die Proletarisierung weitester Bevölkerungsschichten setzt immer mehr vollwertige Kinder der Maserngefahr aus. Bedenkt man, daß jährlich 40—50000 Kinder in Deutschland an Masern sterben, von denen 90% auf das Säuglings- und Kleinkindesalter entfallen, so erscheint es der Mühe wert, einen Kampf gegen die Masern auf der Grundlage der Verschiebung des Krankheitstermins zu organisieren. Der Kampf hat da einzusetzen, wo die Masern den größten Schaden anrichten und wo die Brennpunkte der Masernverbreitung liegen, d. h. in den Städten und dort in Säuglingsheimen, Krippen, Kindergärten und Proletarierviertelen. *Wo hat die Prophylaxe einzusetzen?*

Das Nächstliegende wäre zunächst eine Expositionsprophylaxe, d. h. eine Verhinderung der Ansteckung. Die versagt praktisch völlig, und zwar wegen der frühen Infektiosität der Masern. Masern sind hoch infektiös vor dem Ausbruch jeglicher Krankheitserscheinungen, also vor *Expositionsprophylaxe* dem Fieberbeginn, vor dem Erscheinen der Koplikschen Flecke, ja sogar bevor jedes Krankheitsgefühl auftritt. Im allgemeinen sind die Masern 4, manchmal auch 5 Tage vor Ausbruch des Exanthems infektiös.

<small>Dispositionsprophylaxe</small> Wo „hygienische" Maßnahmen in der Umwelt versagen, muß versucht werden, durch Maßnahmen am bedrohten Individuum selbst die Krankheit zu bekämpfen. Die Immunbiologie verfügt für diesen Fall prinzipiell über zwei Methoden:

a) **aktiv** durch Behandlung mit abgetöteten oder abgeschwächten Erregern, also mit spezifischen Vaccinen zu immunisieren;

b) **passiv** oder **kombiniert** durch Einverleibung von spezifischen, fertigen Antikörpern vor oder nach erfolgter Infektion zu schützen.

Degkwitz fand im November 1919, daß es gelingt, durch Injektion von **Masernrekonvaleszentenserum** (M. R. S.) **maserninfizierte Kinder vor dem Ausbruch der Erkrankung zu schützen.** Er begann sofort systematische Untersuchungen, die schon im Jahre 1920 zu einer fertig ausgearbeiteten Methode führten.

Wie bei allen fruchtbringenden Entdeckungen ist auch um die Priorität des Masernschutzverfahrens ein Streit entbrannt, der bisher freilich durchaus einseitig geführt wurde. Degkwitz hat im November 1919 selbständig seine Entdeckung gemacht und sofort eine Methode des Masernschutzes ausgearbeitet, die sich im Fluge überall eingeführt hat, weil Degkwitz' Ergebnisse restlos bestätigt wurden und der Nutzen des Verfahrens nicht zu übersehen ist. Auf diesen Erfolg hin sind einige Arbeiten wieder ausgegraben worden, um die sich bisher weder die Autoren selbst noch die Öffentlichkeit weiter gekümmert hatten.

Im Jahre 1916 hatten die Franzosen Nicolle und Conseil eine Arbeit von Ribadeaux-Dumas gelesen, die einen Fall von schweren Masern mit M. R. S. behandelt hatte. Da erinnerten sie sich, daß sie 2 Jahre vorher auch einmal einen Fall mit M. R. S., aber im Gegensatz zu Ribadeaux-Dumas prophylaktisch, behandelt hatten. Diesen **einen** Fall veröffentlichten sie 1918, kümmerten sich aber nicht mehr um die Sache. 1918 nahmen die Amerikaner Richardson und Connor in eine andere Arbeit eine Nachprüfung dieses französischen Falles mit auf, kamen aber, wie sie selbst schreiben, zu keinem Resultat. Die Angelegenheit wurde sowohl in der französischen wie in der angelsächsischen Fachpresse völlig ignoriert. Unter den Spuren der feindlichen Kriegsliteratur, die 1919 bis nach Deutschland gedrungen waren, befand sich aber sicher kein Bericht über einen Einzelfall.

Seit den Degkwitzschen Erfolgen ist klar, daß die beiden Autoren einmal einen Wertgegenstand in der Hand gehabt, ihn aber nicht als solchen erkannt haben. Das als Antwort auf die Comby'schen Angriffe.

Die Grundlagen der Masernprophylaxe.

Für das Folgende muß auf genauere Ausführung des Untersuchungsweges verzichtet und auf die Degkwitzschen Originalarbeiten verwiesen werden. Hier sollen nur die Ergebnisse dieser Untersuchungen mitgeteilt werden. Vergegenwärtigt man sich, daß bei der Infektion eine kleine Menge Masernerreger in den Organismus eindringen, sich vermehren und Gifte produzieren, so leuchtet ein, daß der Erfolg einer Schutzseruminjektion von zwei Faktoren abhängig sein muß: von dem Zeitpunkt, an dem man die Schutzimpfung vornimmt, und von der Menge des injizierten Serums. Injiziert man vor oder kurz nach der stattgehabten Infektion, so sind nur wenige Erreger und geringe Giftmengen unschädlich zu machen und man wird mit kleinen Serumdosen auskommen. Mit der rasch ansteigenden Erreger- und Giftmenge wird die Menge des benötigten Serums ebenfalls schnell ansteigen, bis ein Zeitpunkt erreicht ist, an dem auch sehr große Serumdosen vor der Erkrankung nicht mehr schützen können. Dieser Zeitpunkt ist erreicht, wenn vor der Schutzinjektion schon sehr viele und funktionell hochwertige Zellen befallen worden sind. Schon erfolgte

Wovon hängt Erfolg ab?

16   Die Grundlagen der Masernprophylaxe.

Schädigungen rückgängig zu machen, vermag das Serum nicht. Bringt man es in die Körpersäfte, wenn die Erregergifte schon in weite Zellgebiete eingedrungen sind, dann läuft die Erkrankung durch das Serum unbeschadet ab. Es hat sich nun gezeigt, daß bis zu 4 Tagen nach der stattgehabten Infektion 2,5—3 ccm M. R. S. genügen, um ein Kind bis zu 4 Jahren mit Sicherheit vor dem Aus­bruch der Erkrankung zu schützen. Diese Dosis wurde als eine Schutzeinheit (Sch. E.) bezeichnet. Am 5. und 6. Tage post injectionem schützen 5—6 ccm (2 Sch. E.) mit Sicherheit. Am 7. Tage post infectionem ist der Erfolg auch mit mehreren Schutzeinheiten nicht mehr ganz sicher. Am 8. Tage post infectionem und noch später zu spritzen ist nutzlos, weil auch enorme Dosen bis zu 30 ccm die Erkrankung weder verhüten noch ihren Verlauf günstig beeinflussen. Geht man von der Erfahrung aus, daß ein Masernkind, wenn es gerade seinen Ausschlag bekommt, schon 4 Tage lang ansteckend war, so heißt das, die obigen Ausführungen in die Praxis übersetzt, folgendes: Wird man zu einem masernkranken Kinde gerufen, das ein frisches, beginnendes Exanthem an Kopf und Brust hat, und sieht man in seiner Umgebung schutzbedürftige, von ihm infizierte Kinder, so kann man diese mit Sicherheit mit 1 Sch. E. vor der Erkrankung schützen. Ist das Exanthem des Patienten schon 24 oder 48 Stunden alt, so schützt man mit Sicherheit mit 2 Sch. E. Die zu schützenden Kinder können in beiden Fällen ruhig bei den Patienten belassen werden. Ist das Exanthem schon 72 Stunden alt — es handelt sich der Lage der Dinge nach um eine Komplikation, wenn man doch noch gerufen wird —, so soll ein Versuch mit 3 Sch. E. jedenfalls noch gemacht werden, wobei man bei etwa $^2/_3$ der Fälle noch einen vollen Erfolg erzielt.

Verwendet man Serumdosen, welche etwas kleiner als die schützende Dosis sind, so erzielt man regelmäßig eine Verlängerung der Inkubation (auf 18—23 Tage) und eine Abschwächung der Krankheit bis zu Reaktionsformen herab, die kaum mehr als Masern zu erkennen sind, ja selbst ohne irgendwelches subjektive Krankheitsgefühl verlaufen. Meist fehlen die Prodromi, Kopliks und Exanthem sind nur angedeutet, letzteres oft nur im Gesicht. Das Fieber dauert nur 1—1½ Tage und erreicht nur geringe Höhe oder fehlt ganz. Es kommen auch nur leichte Temperaturzacken ohne weitere Erscheinungen vor. Trotzdem sind solche mitigierte Masern zuweilen immer noch kontagiös und dadurch unter Umständen als solche erst nachträglich erkennbar.

Es wurde eingangs erwähnt, daß hohe 90% der Erwachsenen Masern überstanden haben. Diese Erwachsenen sind in gewissem Sinne auch Masernrekonvaleszenten. Und in der Tat hat auch Erwachsenenserum die Wirkung von M. R. S., jedoch in bedeutend schwächerem Maße. Diese Tatsache findet ihre Erklärung in dem Umstande, daß im Laufe der Jahre die spezifischen Antikörper mehr und mehr aus dem Blute schwinden, aber die Körperzellen die Fähigkeit behalten, auf Neuinfektion so rasch mit Antikörperbildung zu reagieren, daß der Infekt sofort überwunden wird. Die anfangs „humorale" Immunität geht in eine „celluläre", auf die Einfallspforten beschränkte, über. Immerhin gelingt es in der Hälfte der Fälle, mit hohen Dosen (30 ccm) Erwachsenenserum am 1.—4. Inkubationstage gespritzt, den Ausbruch von Morbillen zu verhindern, in der anderen Hälfte aber die Erkrankung mit Sicherheit eklatant abzuschwächen, was in dringenden Fällen und wenn M. R. S. nicht zu erhalten, ein wertvoller Notbehelf werden kann (vgl. unter Technik, S. 32).

Erwachsenenserum

Notbehelf

Über die Notwendigkeit der Einverleibung größerer Dosen bei bereits anderweitig kranken, insbesondere bei kachektischen Kindern, s. Tabelle S. 31.

Die Befunde wurden in rascher Folge von einer Reihe von Autoren (Pfaundler, Zschau, Torday, Rietschel, Kutter, Glaser und Müller, Manchot und Reiche, Maggiore, Blake und Track, Jerwell u. a.) nachgeprüft und in allen wesentlichen Punkten bestätigt. Bereits 1921 war die Methode an weit über 1000 Fällen erprobt.

Über die Wirkungsart und die Wirkungsgrenzen des M. R. S. gibt die folgende Tabelle Auskunft:

	Inkub.-Tag	Dosis <1.Sch. E.	1. Sch. E.	2. Sch. E.	3. Sch. E.	Hohe Dosen (30 ccm) Erwachsenenserum	
Dosierung	1.—3.	Abschwächung und Aufschiebung, „mitigierte Masern"	sicherer Erfolg	unnötig	unnötig	Erfolg in etwa 50%, sonst Abschwächung und Aufschiebung	← Kopliks ← Exanthemausbruch } bei der Infektionsquelle
	4.						
	5.—6.	ohne Erfolg	fraglicher Erfolg	sicherer Erfolg	unnötig	Erfolg? Vielleicht große, kaum mehr injizierbare Dosen notwendig	
	7.	ohne Erfolg	ohne Erfolg		Erfolg in $^2/_3$ der Fälle		
	8. und später	selbst höchste Dosen (30 ccm) erfolglos					

Allgemeine Indikationen

Wie aus den anfangs erwähnten Statistiken hervorgeht, wird die Organisation einer Masernprophylaxe in großem Stile alle infizierten oder gefährdeten Kinder des 2.—4. oder 5. Lebensjahres erfassen müssen. Auch der einzelne Arzt, der Individualprophylaxe treibt, wird das M. R. S. bei Kindern dieses Alters in möglichst breitem Umfange verwenden. Unter allen Umständen muß er aber Rachitiker, Tuberkulöse und an akuten Erkrankungen leidende Kinder vor Masern schützen. Die Masern gefährden nämlich ganz besonders Kinder mit florider Rachitis (durch Bronchopneumonien infolge der durch die Rachitis gesetzten relativen Insuffizienz des Atemapparates). Pfaundler findet postmorbillöse Pneumonien 3 mal häufiger bei florider Rachitis als bei gesunden Kindern und die Wahrscheinlichkeit, an dieser Komplikation zu sterben, doppelt so groß als bei Pneumonien

Die Grundlagen der Masernprophylaxe. 19

gesunder Kinder. Weiterhin gefährdet sind **tuberkulös infizierte** Kinder, bei welchen eine abgeheilte oder latente Infektion durch Immunitätsverlust nach Masern neu aufflammt oder eine bereits bestehende aktive Tuberkulose sich rapid verschlimmert (auch jenseits des 5.Lebensjahres). Keuchhustenkranke Kinder und fette pastöse Säuglinge müssen ebenfalls unter allen Umständen vor Masern bewahrt werden.

Wird der Arzt sehr frühzeitig zu einem Kinde gerufen, das durch einen Masernfall in seiner Umgebung bedroht ist, so stehen ihm verschiedene Wege offen. Er wird natürlich bei Vornahme jeder artifiziellen Immunisierung ein Optimum in bezug auf Sicherheit und Dauer der Immunität erstreben. Die zeitlichen Grenzen, die einem sicheren Erfolg überhaupt gesteckt sind, wurden bereits erörtert. Innerhalb dieser Grenzen gibt es drei Möglichkeiten. Der Arzt kann vornehmen: *Wann soll geschützt werden? Dauer des Schutzes*

1. eine rein **passive Immunisierung**, d. h. eine Schutzinjektion **vor** stattgehabter Infektion. Praktisch wird der Fall häufig dann vorliegen, wenn man zu einem Kinde gerufen wird, in dessen weiterer Umgebung (etwa im selben Hause) eine Masernerkrankung eben festgestellt ist, ohne daß die Ansteckung des Kindes bereits wahrscheinlich ist. Erfahrungsgemäß verleiht die passive Einverleibung von Antikörpern nur kurzdauernden Schutz (bei Diphtherie z. B. 2—3 Wochen). Bedenkt man, daß M. R. S. arteigenes Serum ist, so ist es zwar sicher, daß seine Wirkung etwas länger anhält, immerhin ist aber als frühester Termin einer Neuerkrankung bei schutzgeimpften Kindern der 33. Tag nach der Schutzinjektion bekannt geworden. Es ist nicht unwahrscheinlich, daß es sich hier um Fälle mit rein passiver Immunisierung gehandelt hat; *Passive Immunisierung*

2. eine **kombinierte Immunisierung**, also eine Schutzinjektion **nach** bereits stattgehabter Spontaninfektion. Dieser Fall liegt bei der hochgradigen Kontagiosität der Masern ohne weiteres dann vor, wenn ein Kind geschützt werden soll, in dessen Familie ein Masernfall sich ereignet hat. Hier eröffnen sich, vorausgesetzt daß der Infektionstermin genau feststeht, zwei Möglichkeiten für das Vorgehen des Arztes. *Kombinierte Immunisierung*

a) Bedenkt man, daß der Charakter der kombinierten Immunisierung, d. h. der Einverleibung von Antigen + Antikörper um so ausgesprochener sein wird, je weiter die Inkubation vorgeschritten ist, d. h. je mehr Erreger und Erregergifte (Antigen) mit den Körperzellen in Berührung gekommen sind, so wird man möglichst spät (5.—6. Inkubationstag), aber mit hinreichender Dosis die Krankheit verhüten, um eine möglichst langdauernde Immunität zu erzielen. Immerhin traten bei einigen Fällen, die erst am 6. Tage gespritzt worden waren, bei Neuinfektion nach 9—10 Wochen typische Masern auf. Andererseits kann diese Immunisierung auch von langer Dauer sein, wie an einer Münchner Krippe beobachtet wurde: Von 12 immunisierten Kindern erwiesen sich nach 9 Monaten noch 10 als immun, von anderen 70 nach $4^{1}/_{2}$ Monaten 64 bzw. 62 (2 vielleicht mitigierte Masern). Auch Kutter berichtet von ähnlichen Zeiten. Bei den beschriebenen Spätinjektionen wird der betreffende Organismus, entsprechend ihrem Mechanismus der kombinierten Immunisierung, selbständiger Antikörperbildner. Daß in der Tat aktiv Antikörper gebildet werden, konnte Degkwitz damit beweisen, daß er in dem Serum von in dieser Art geschützten und nichterkrankten Kindern größere Mengen Masernschutzstoffe nachwies, als er injiziert hatte. 10 ccm Serum dieser Kinder schützten Maserninfizierte vor der Erkrankung, verhielten sich also beinahe wie M. R. S. Kutter bestätigte diese Befunde.

b) Die Dauer einer aktiv erworbenen Immunität ist in weitesten Grenzen von der Schwere der Reaktion unabhängig. Das trifft nach Degkwitz' Untersuchungen auch für die Masern zu, wenn er die kombinierte Immunisierung im Gegensatz zu dem eben besprochenen Modus so vornahm, daß er den Organismus überschwellig mit den Masernerregern abreagieren ließ, d. h. wenn er mitigierte Masern erzeugte. Solche abgeschwächte Masern hinterlassen eine jahrelange, mit hoher Wahrscheinlichkeit sogar eine lebenslange Immunität.

Wir sahen (S. 18), daß sich abgeschwächte Masern durch Injektion einer etwas unter der Schutzeinheit gelegenen Serumdosis früh in der Inkubation (1.—4. Tag) erzeugen lassen. Damit läßt sich also eine Immunisierung ohne Gefährdung des Kindes erreichen. Für das Privathaus ist gegen ein solches Vorgehen nichts einzuwenden. Anders liegen die Verhältnisse in Anstalten, wo nicht nur ein Schutz des Einzelindividuums, sondern auch eine Unterdrückung der Epidemie erzielt werden soll. Wie schon erwähnt, ist ein Teil der mitigierten Masernfälle ansteckend, was neuerdings auch Kutter aus der Finkelsteinschen Klinik wieder bestätigt hat.

Da die kombinierte Immunisierung (sowohl die durch mitigierte Masern als auch die durch Spätinjektion) ganz wie bei anderen Infektionskrankheiten einen länger dauernden Schutz verleiht, stellt sie gegenüber der passiven Immunisierung zweifellos die Methode der Wahl dar. Welche Methode man im Einzelfall wählen wird, hängt von den besonderen Umständen, vom Termin der Ansteckung und ob dieser genau festzustellen, von der Möglichkeit einer Gefährdung der Umgebung u. a, ab. Es ergibt sich weiterhin aber die Frage, ob man durch Masern besonders gefährdete Kinder nicht durch bewußte Herbeiführung von Infektion mit nachfolgender Injektion schützen solle (vor allem durch die Methode 2b mit mitigierten Masern), anstatt nur zeitweise die Erkrankung zu verhindern. Insbesondere Tuberkuloseinfizierte, Tuberkulosekranke und Tuberkulosegefährdete kämen hier in Betracht, sobald nachgewiesen wäre, daß mitigierte Masern für diese Kinder harmlos sind (was durch Kontrolle der Tuberkulinreaktion während und in der Folge solcher abgeschwächter Masern einer Entscheidung zugängig wäre). Die ersten Untersuchungen darüber liegen von Degkwitz und Kutter vor. Degkwitz konnte in 4 Fällen eine Beeinflussung des positiven Ausfalles der Tuberkulinreaktion durch mitigierte Masern nicht feststellen (unveröffentlichte Fälle). Dagegen berichtet Kutter über 3 Fälle manifester Tuberkulose, bei denen im Anschluß an mitigierte Masern die Allergie der Haut auf ca. 8 Tage schwand, um dann allmählich wiederzukehren, andererseits bereits weiter zurückliegende abgeklungene Hautreaktionen neu aufflammten. In einem Falle konnte er auch Verschlimmerung des tuberkulösen Prozesses durch mitigierte Masern beobachten.

Klassische kombinierte Immunisierung

Auch die klassische (Sobernheimsche) Methode kombinierter Immunisierung wäre für Masern zu versuchen, nämlich Einverleibung von Antigen- + Antikörper und nach einiger Zeit von Antigen allein (also infizieren und spät in der Inkubation spritzen; nach etwa 3—4 Wochen kräftige Reinfektion durch Zusammenbringen mit einem Morbillenkind). Degkwitz hat einige Kinder in dieser Weise immunisiert. Der älteste Fall, der inzwischen mehrmals Gelegenheit Masern zu akquirieren hatte, liegt bis jetzt 3 Jahre zurück, ohne daß er erkrankt wäre.

Als vorläufiges Ergebnis der Degkwitzschen Immunisierung gegen Masern steht fest, daß die Möglichkeit einer Verhinderung der Krankheit mit an Sicherheit grenzender Wahrscheinlichkeit für Tausende von Fälle vorliegt; ferner daß eine ohne Umstände jahrelange Immunität erzielt werden kann. Ob es ganz allgemein gelingt, die Erkrankung bis ins Schulalter aufzuschieben oder überhaupt für das ganze Leben zu verhindern, müssen weitere Erfahrungen lehren.

Möglichkeit einer Maserntherapie mit M.R.S.?

Nachdem somit M. R. S. durch seinen Antikörpergehalt eine sichere Masernprophylaxe ermöglicht, wird die Frage begründet sein, ob es in schweren Fällen von Morbillen nicht auch für eine erfolgreiche Therapie herangezogen werden könnte, etwa in Analogie der Reis - Jungmannschen Scharlachtherapie mit Scharlachrekonvaleszentenserum. Die Masern stellen lediglich eine Reaktion auf die durch den lytischen Amboceptor gelösten Erreger dar. Die toxische Komponente, gegen die sich das Scharlachrekonvaleszentenserum richtet, fehlt bei Masern. Im M. R. S. befinden sich diese lytischen Amboceptoren (Komplementablenkung durch Erregeraufschwemmung + Rekonvaleszentenserum), welche der Organismus durch Überstehen der Masern gebildet hat. Spritzt man dieses Serum einem Masernkranken, so gewinnt er damit höchstens die Fähigkeit, noch mehr Erreger plötzlich zu lösen und damit auf die Lösungsprodukte um so intensiver zu reagieren. Das M. R. S. kann also für eine Therapie nicht in Frage kommen, was durchaus mit den Erfahrungen der Klinik in Einklang steht. (Degkwitz hat darüber eine Reihe unveröffentlichter Versuche angestellt.)

Zuletzt einige Bemerkungen zu eventuellen Versagern der Methode. Soweit diese bei geänderter Methodik (zu kleine Dosierung, zu späte Injektion) auftreten, können sie nicht der Methode zur Last gelegt werden. Immerhin bleiben auch bei Einhaltung aller besprochenen und noch zu besprechenden Bedingungen einzelne Fälle, in denen die Methode versagt (in praxi ca. 3%). Eine Reihe derselben kommt dadurch zustande, daß die Infektion bereits vor dem angenommenen Termin erfolgt war. Dies kann verursacht sein durch falsche Auskunft der Angehörigen, insbesondere bei schlechter Beobachtung des Kindes, das als Infektionsquelle in Frage kommt; oder durch das gleichzeitige Vorhandensein mehrerer Infektionsquellen im Zwischenraum einiger Tage, wie es in Anstalten (vor allem in Krippen) keine Seltenheit ist. Die Beurteilung des Inkubationstages der infizierten Kinder kann dadurch sehr erschwert, ja unmöglich gemacht werden. Daß Masern vereinzelt schon 5 Tage vor dem Exanthemausbruch kontagiös sein können, wurde schon erwähnt. Mißerfolge der Prophylaxe

Endlich sei auch eines Nachteiles der ganzen Methode gedacht. Es handelt sich bei der Masernprophylaxe vorerst um Menschenserum, welches naturgemäß nur in begrenzter Menge zur Verfügung steht. Versuche zur Gewinnung eines tierischen Immunserums sind im Gange. Nachteil der Methode

Technik der Schutzserumherstellung.

Die Wirkung jedes spezifischen Serums hängt von seinem Antikörpergehalt in der Raumeinheit ab. Die Höhe des Antikörpergehalts ist bei verschiedenen Krankheiten und während verschiedenen Phasen derselben Krankheit verschieden. Sie unterliegt aber bei ein und derselben Erkrankung einer in umstehender Kurve (Abb. 1) dargestellten Gesetzmäßigkeit. Im wesentlichen lassen sich bei jeder mit Antikörperbildung einhergehenden Infektionskrankheit 4 Perioden des Antikörpergehaltes im Blute unterscheiden: Wann soll Blutentnahme erfolgen?

1. Fehlen der Antikörper zu Beginn der Erkrankung und langsames Einsetzen ihrer Bildung.

2. Rascher Anstieg mit Beginn der Rekonvaleszenz bis zum Maximum.

24   Technik der Schutzserumherstellung.

3. Rascher Abfall auf ein gewisses Niveau.
4. Allmählicher weiterer Abfall (Übergang der humoralen in celluläre Immunität).

Gibt diese Kurve ein Bild des allgemeinen Verhaltens der Antikörpermenge, so ist ihr Verlauf, insbesondere ihr Verhältnis zur Zeitachse, bei den einzelnen Krankheiten, wie gesagt, ein sehr verschiedener. Es galt daher den Verlauf obiger Kurve für den Spezialfall Masern festzustellen, um damit den günstigsten Tag für die Serumgewinnung zu ermitteln. Da für den Antikörpergehalt ein anderes Maß als die Schutzkraft des M. R. S. gegen Masern nicht existierte, so mußte in Versuchsreihen (1 und 2) der Zeitpunkt des Maximums dieser Schutzkraft bestimmt werden. Dieser Methode haften natürlich gewisse Mängel an. (Man hat es bei verschiedenen Kranken durchaus nicht mit „gleich tüchtigen" Antikörperbildnern zu tun u. a.)

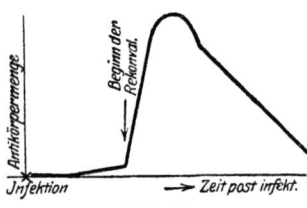

Abb. 1.
Kurve der Antikörpermenge.

Maximum der Antikörper im Blut Es ließ sich aber mit großer Wahrscheinlichkeit ermitteln, daß etwa am 7. Tage der Rekonvaleszenz die Antikörper ihr Maximum erreicht haben. Dabei bezeichnet man als 1. Tag der Rekonvaleszenz den 1. Tag der Entfieberung bei komplikationslos verlaufenden Morbillen. Somit hat die Blutentnahme am 7.—8. Tage nach der Entfieberung zu erfolgen.

Blutentnahme.

Auswahl der Spender 1. Als Spender für M. R. S. kommen nur gesunde, kräftige Kinder in Betracht, die älter als 3 Jahre sind und unkomplizierte Masern überstanden haben. Anamnestische Angaben, die den Verdacht auf Lues oder Tuberkulose in der Aszendenz eines Kindes aufkommen lassen, bedingen seinen Ausschluß als Serumspender.

2. Das Blut wird mit einer Punktionsnadel steril aus einer Vene der Ellbogenbeuge entnommen.

3. Zur Blutentnahme gebraucht man Wassermannnadeln mittlerer Weite, die 3,5 cm lang und scharf ge-

schliffen sind. Die langen Originalnadeln sind unbrauchbar. Die Nadeln werden in Paraffinum liquidum sterilisiert und durch mehrere Kolbenstöße einer angesetzten leeren Spritze die größten Paraffinspuren vor dem Gebrauch aus dem Lumen der Nadel entfernt.

4. Die Nadel wird der besseren Führung wegen zum Einstich auf eine Spritze aufgesetzt, die wieder abgenommen wird, sobald die Nadel im Gefäß liegt.

5. Der Arm wird grundsätzlich durch einen Assistenten mit der Hand gestaut. Gummischläuche oder Tücher sind zum Stauen durchaus zu verwerfen. Richtig zu stauen ist der wesentlichste Faktor für eine glatte Blutentnahme. Durch stärkeres und schwächeres Zusammenpressen des Oberarmes kann man das Optimum leicht ausprobieren. Das Blut strömt dann im Strahl aus der Nadel, oder die Tropfen folgen sich in schnellster Aufeinanderfolge. Tropft das Blut träge, so vermindere oder vermehre man erst einmal versuchsweise den Stauungsdruck, ehe man die Nadel verschiebt.

6. Bei Kleinkindern, die ihre Faust nicht taktmäßig öffnen oder schließen, wird durch rhythmisches Drücken des Unterarmes die Blutentnahme beschleunigt.

7. Kindern bis zu 5 Jahren können 60 ccm, Kindern über 5 Jahre 70—80 ccm Blut ohne die geringste Beeinträchtigung ihres Befindens entnommen werden. *Entnommene Blutmenge*

8. Der Kopf des Kindes wird von einem Assistenten von der Operation abgewandt oder, wenn das Kind unruhig ist, das Gesicht mit einem Tuche bedeckt. Das Gefäß mit dem entnommenen Blute darf das Kind unter keinen Umständen zu Gesicht bekommen, um ihm jede Grundlage für Phantastereien über die Menge des entnommenen Blutes zu entziehen.

In 90% aller Fälle gelingt bei einiger Technik eine glatte Blutentnahme durch einen einmaligen Einstich, der kaum schmerzhaft empfunden wird, wenn die Nadel scharf ist. Bei herausspritzendem oder schnellstens tropfendem Blute ist die Operation in wenigen Minuten vorüber. Die Kinder werden durch eine derartige Blutentnahme nicht im geringsten beeinträchtigt, das zeigen die Körpergewichtskurven, die bei Kindern, die als Serumspender verwendet wurden, und bei den verschont gebliebenen gleich sind.

Serumgewinnung.

1. Das entnommene Blut wird in einem keimdicht verschlossenen Gefäß in den Eisschrank gestellt, und nach einigen Stunden wird, soweit es noch nicht spontan geschehen ist, mit einem sterilen Instrument der Blutkuchen von der Gefäßwand gelöst.

Wassermannsche Reaktion

2. Nach 36 Stunden wird das Serum abgegossen, 2 ccm zur Anstellung der Wassermannschen Reaktion entnommen, das übrige Serum mit 5 proz. Carbolsäure in der Art versetzt, daß auf je 40 ccm Serum 1 Tropfen Carbolsäurelösung kommt.

3. Bis zum Eintreten des Wassermannresultates wird das Serum in Gefäßen mit eingeschliffenem Glasstöpsel auf Eis aufbewahrt.

Serumabfüllung

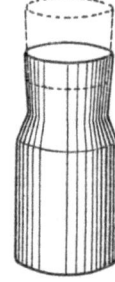

Abb. 2. Serumflasche.

4. Sobald die Nachricht, daß das Serum wassermannegativ ist, eintrifft, werden nach Möglichkeit 3 Seren gemischt und zu je 1 Schutzdosis gleich 3 ccm Mischserum in

Schutzdosis bei Mischserum

kleine sterilisierte, weithalsige Fläschchen (Abb. 2) gefüllt. Steht Serum von 3 Rekonvaleszenten nicht gleichzeitig zur Verfügung, so muß man auf die Herstellung von

bei Einzelserum

Mischserum verzichten, dafür aber je 4 ccm Serum zu einer Schutzdosis verwenden, da mit der Möglichkeit gerechnet werden muß, daß man es zufällig mit dem Serum eines schlechten Antikörperbildners zu tun hat. Das Abfüllen geschieht am besten mit Hilfe des Apparates der Abb. 3.

Der am zweckmäßigsten in einem Bunsenstativ hängende Abfüllapparat wird vor der Verwendung sterilisiert, das abzufüllende Serum in den Behälter A gebracht und dieser bei a durch sterilen Wattebausch geschlossen. Durch Öffnen des Quetschhahnes $H\,1$ wird das in Kubikzentimeter geteilte Meßglas bis Marke 0 gefüllt (der mit der Außenluft kommunizierende Ansatz B ist ebenfalls durch sterile Watte geschlossen. Durch Quetschhahn $H\,2$ wird das Meßglas in ein darunter gestelltes Serumfläschchen bis Marke *3* resp. *4* entleert usw.

Serumgewinnung.

Trocknung

5. Die Trocknung geschieht in der in Abb. 4 skizzierten Anlage. Die Serumfläschchen befinden sich in einem der gebräuchlichen Exsiccatoren (unten wasserfreies Chlorcalcium, darüber auf Gitter eine Schale konzentrierter Schwefelsäure, darüber auf Gitter die Fläschchen mit Serum). Der Exsiccator wird mit Wasserstrahlpumpe evakuiert (unter Vorschaltung einer Flasche und eines Rückschlagventils, wie aus der Zeichnung zu entnehmen, um ein „Ertrinken" des Exsiccators oder Einspritzung von Wasser in denselben sicher zu vermeiden). Man tut gut, beim Trocknen die Sera erst einige Zeit im nicht ad maximum evakuierten Raume stehenzulassen, damit nicht bei zu schneller Herstellung des Vakuums Gasblasen aus dem Serum herausgerissen werden und so Serum verspritzt wird.

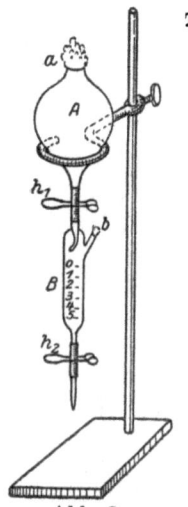

Abb. 3.
Abfüllapparat.

6. Sobald das Serum völlig trocken ist, was in einem mit der Wasserstrahlpumpe hergestellten Vakuum nach ca. 36 Stunden der Fall zu sein pflegt, werden die Flaschen

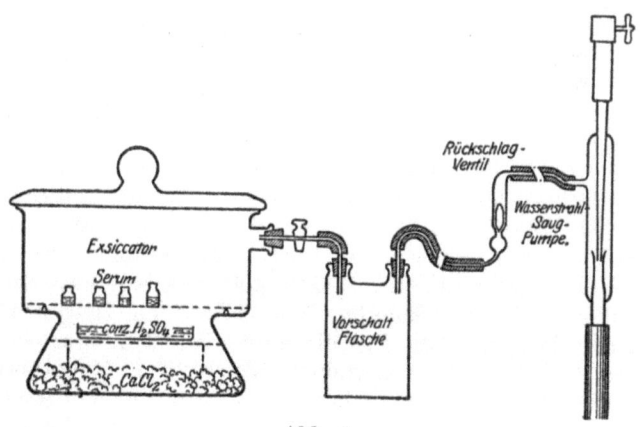

Abb. 4.
Trockenanlage.

mit Gummistopfen verkorkt (evtl. mit gewöhnlichen Korken geschlossen und durch Kollodium oder Paraffinschicht [eintauchen] luftdicht gemacht), bezeichnet, numeriert und in den Kühlraum gebracht.

7. Jedes Serum wird mit einer Nummer und der Unterschrift des Herstellers in ein Buch eingetragen, das folgende Einteilung zeigt:

Serum Nr.	Name u. Protokollnr. der Spender	Datum der Entnahme	Tag der Rekonval.	Protokollnr. u. Ergebnis der WaR.	Tuberkulose	Hersteller
20	M. Wimmer 450/20	6. V. 20	7.	590/20 0	0	
	A. Riedl 438/20	6. V. 20	8.	591/20 0	0	
	E. Hirl 430/20	6. V. 20	7.	592/20 0	0	
21	H. Prechtl 503/20	8. V. 20	7.	598/20 0	0	

Haltbarkeit   Ein so gewonnenes Serum ist praktisch unbegrenzt haltbar und leicht transportfähig.

Gefahren der Krankheitsübertragung.

Die Auswahl der Serumspender und die Verarbeitung des M. R. S. muß natürlich jede Gefahr der Übertragung anderer Krankheiten, vor allem Lues und Tuberkulose, unbedingt ausschließen, da eine Gefährdung der zu schützenden Kinder in dieser Hinsicht die Methode schwer und mit Recht diskreditieren würde. Bei dem geschilderten Vorgehen ist die Gefahr gleich Null, wie Degkwitz begründet hat. Es wird, wie gesagt, nur solchen Kindern Blut zur Serumgewinnung entnommen, deren Familien-
Lues geschichte nichts für Lues Verdächtiges bietet. Wassermannpositive oder zweifelhafte Sera werden ausgeschieden. Es bleibt aber die Möglichkeit, daß Kinder trotz eines negativen Wassermann mit Lues infiziert sind. Außerdem muß man mit der Möglichkeit rechnen, daß Sera vertauscht werden könnten, und schließlich bleiben als weitere Fehlerquellen Insuffizienzen der Wassermannschen Reaktion überhaupt und Fehler bei ihrer Vornahme.

Eine negative Wassermannsche Reaktion im Serum trotz bestehender Lues wäre denkbar, wenn ein Kind vor kurzem mit Lues infiziert wurde und sich noch in der

Inkubation befindet. Bei der außerordentlichen Seltenheit der extragenitalen Luesübertragung für das in Betracht kommende Alter ist die Möglichkeit eines Zusammentreffens von Luesinkubation und Blutentnahme zur Serumgewinnung außerordentlich gering. Wäre bei einer angeborenen Lues durch vorausgegangene Behandlung die Wassermannsche Reaktion negativ geworden, so wäre dieser Umstand durch die Vorgeschichte aufgedeckt und das Kind von vornherein ausgeschaltet worden. Daß Kinder mit einer angeborenen unbehandelten Lues ein wassermann-negatives Blutserum haben, wurde nicht beobachtet. Würde nun trotz der angewandten Kautelen das Blut eines Luesinfizierten zur Serumgewinnung herangezogen, so sorgen folgende Umstände dafür, daß eine Luesübertragung mit einem solchen Serum unmöglich wird. Einmal der Prozeß der Serumgewinnung selbst. Spirochäten gehen im Serum rasch zugrunde. Zudem werden unsere Sera mit Carbolsäure versetzt und bleiben so mindestens 5—6 Tage auf Eis gelagert. Drittens werden die Sera getrocknet. Austrocknung vertragen die Spirochäten nicht.

Anders liegen die Dinge bei der Tuberkulose. Eine biologische Reaktion von der Feinheit der Wassermannschen fehlt für die kritische Zeit, weil ja im Verlauf und als Folge der Masern die Überempfindlichkeit des tuberkulosekranken und tuberkuloseinfizierten Organismus gegen Tuberkulin außerordentlich vermindert wird. Zur Erkennung einer Tuberkuloseerkrankung bleibt also nur die klinische Untersuchung und als Hinweis auf eine mögliche Infektion anamnestische Erhebungen. Verdachtsgründe, die sich aus Untersuchung und Vorgeschichte ergeben, schließen das betreffende Kind als Serumspender aus. Es bleibt die Möglichkeit, daß ein durch klinische Untersuchung und anamnestische Erhebungen einwandfrei befundenes Kind Tuberkelbacillen im Blute hat. Untersuchungen von Tuberkulosekranken ergeben einen Bacillenbefund im Serum bei einem geringen Prozentsatz der Fälle. Ein Tuberkulosekranker wird aber, masernkrank oder als Masernrekonvaleszent, keinem fachkundigen Untersucher entgehen. Daß ein Tuberkuloseinfizierter, aber

Tuberkulose

30   Technik der Schutzserumanwendung.

nicht Tuberkulosekranker Bacillen im Blute hat, ist nicht bekannt.

Filtration? Eine Übertragung weiterer Krankheiten spielt praktisch wohl keine Rolle. Vollständige „Entkeimung" des Serums durch Filtration, was zweifellos das Ideal darstellen würde, ist nach Degkwitz' Erfahrungen unrationell, da bei der Filtration auch ein hoher Prozentsatz der Antikörper im Filter bleibt.

Technik der Schutzserumanwendung.

Jede Schutzdosis wird in einem mit Gummistopfen verschlossenen Fläschchen von 5 ccm Inhalt als Trocken-**Lösen** serum abgegeben. Das Lösen erfolgt vom Arzte vor der Injektion in etwa 5 ccm sterilem (abgekochtem) Wasser (keine physiologische Kochsalzlösung), das dem Trockenserum im Fläschchen zugesetzt wird. Zur Beschleunigung der Lösung wird das Fläschchen am besten an einen warmen Ort (Brutschrank, wo solcher vorhanden) gestellt. Erwärmung über 40° ist zu vermeiden. Nach erfolgter Lösung (unbedingt überzeugen, ob die Lösung eine vollständige ist!), welche etwa 2 Stunden in Anspruch nimmt und durch Umrühren mit einem sterilen Instrumente be-**Injektion** schleunigt werden kann, wird intraglutäal injiziert unter den für sonstige Seruminjektionen üblichen Kautelen der Sterilität. (Eine Gebrauchsanweisung für die Lösung des Serums wird am besten jeder Schutzeinheit beigegeben.) Vom Anstaltsarzt (Säuglingsheim, Kindergarten, Krippe) **Regeln für** sind für die Anwendung des M. R. S. folgende Grundregeln **Verwendung in** zu befolgen:
Anstalten   Suche trotz der Existenz des M. R. S. jeden Masernfall so früh als möglich zu erkennen, damit du möglichst früh Schutzimpfungen vornehmen kannst.

Nimm noch an demselben Tage, an dem du in deiner Anstalt Masern festgestellt hast, die Schutzimpfung vor. Je früher du spritzt, um so mehr Kinder kannst du schützen.

Bekommst du Serum genug, so impfe alle ungemaserten Anstaltskinder.

Hast du nicht für alle Schutzserum, so impfe prinzipiell zuerst deine ungemaserten Säuglinge und Kleinkinder, auch wenn die Erkrankung auf einer anderen Abteilung und in einem anderen Stockwerke festgestellt wurde. Deine Hoffnung wird jedesmal enttäuscht werden und die Masern jedesmal auf allen Abteilungen der Anstalt ausbrechen.

Gewinne von deinen älteren Rekonvaleszenten Schutzserum oder schicke sie zur Serumgewinnung in die Serumzentrale.

Der Arzt in der Praxis, der Individualprophylaxe treibt, hat natürlich für sein Vorgehen viel weiteren Spielraum. Als Grundregel muß ihm gelten, wenn er in der Praxis aurea sich bewegt, das M. R. S. nicht zu einem Beruhigungsmittel für die mütterlichen Nerven herabzuwürdigen, wenn die infizierten Kinder sachlich nicht bedroht erscheinen. Er muß aber im Gegenteil auf Schutzimpfungen bei infizierten Säuglingen und Kleinkindern dringen, wenn er im Proletariermilieu tätig ist.

Die Dosierung (Anzahl der zu spritzenden Schutzeinheiten) ist für die einzelnen Fälle aus der folgenden Tabelle zu ersehen (dabei erinnere man sich des auf S. 15—22 Gesagten): *Dosierung*

Zu schützen	Alter	1.—4. Inkubationstag		5.—6. Inkub.-Tag	7. Inkub.-Tag
		„mitigierte Masern"	Unterdrückung der Krankheit		
gesunde, kräftige Kinder	1—4 Jahre	⁴/₅ Sch. E.	1 Sch. E.	2 Sch. E.	3 Sch. E.
	über 5 Jahre	1 Sch. E.	2 Sch. E.	3 Sch. E.	—
kranke, insbesondere kachektische Kinder	1—4 Jahre	kommt praktisch nicht in Frage	2 Sch. E.	3 Sch. E.	—
	über 5 Jahre		3 Sch. E.	4 Sch. E.	—

Für Anstalten, welche die Ergebnisse der Prophylaxe wissenschaftlich auswerten wollen, empfiehlt sich die Mitgabe eines Fragebogens zu jedem Serum, welcher von dem Arzt, der die Injektion vornimmt, 4 Wochen nach Empfang des Serums beantwortet wird. Der Fragebogen enthält außer Name, Geburtsdatum, Adresse und Beruf der Eltern des Kindes das Datum der Seruminjektion, *Fragebogen* den Zeitpunkt der Erkrankung der Infektionsquelle (1. Exanthemtag), die Protokollnummer des verwendeten Serums und die Anzahl der gespritzten Schutzeinheiten, endlich den Erfolg der Impfung (bei mitigierten Masern mit Angaben über Art und Dauer der Symptome, bei erfolgloser Impfung das Hinzukommen von Komplikationen).

Injektion von Erwachsenenserum
Steht M. R. S. nicht zur Verfügung, so kann nach dem früher Gesagten ein Versuch mit Erwachsenenserum gemacht werden. Die Technik ist folgende: Man entnimmt einem gesunden Erwachsenen (am besten einem der Eltern) 60 ccm Blut (entsprechend etwa 33 ccm Serum) aus der Armvene, das man in einem sterilen Gefäße auffängt, mit einem Glasstabe defibriniert und sofort injiziert. Noch einfacher, aber infolge der großen zu injizierenden Menge (60 ccm) nicht immer durchführbar, gestaltet sich die Technik, wenn man das Blut sogleich, wie man es mit der Spritze entnommen, dem Empfänger intramuskulär injiziert. Rasches Arbeiten, damit das Blut in der Spritze nicht gerinnt, ist dabei erforderlich. Hat das zu schützende Kind ältere Geschwister, die vor einigen Jahren Masern durchgemacht haben, so wird man voraussichtlich mit geringeren Geschwisterblutdosen auskommen als mit Erwachsenenserum.

Frage der Isolierung
Isolierung der injizierten Kinder vom Erkrankten ist in keinem Falle notwendig.

Technik der Schutzserumbeschaffung.

Es wird dem praktischen Arzte kaum möglich sein, sich Serum nach dem geschilderten Verfahren selbst herzustellen. Es fehlt ihm außer der nötigen Apparatur vor allem an Zeit. Die Serumgewinnung muß von Anstalten übernommen werden, welche dann in der Lage sind, die Ärzteschaft für Einzelfälle der Privatpraxis sowohl wie für Immunisierung ganzer Krippen, Spielschulen und Wohlfahrtsanstalten mit Serum zu versorgen. An der Universitäts-Kinderklinik München besteht seit mehreren Jahren eine Modellorganisation, die für München bereits unentbehrlich geworden ist. Die jährliche Serumabgabe erstreckt sich auf 1500—2000 Schutzeinheiten.

Für die Beschaffung von Schutzserum haben sich uns im Laufe der Zeit folgende Quellen erschlossen:
1. Kinder, welche die Erkrankung auf unserer Masernabteilung überstanden haben.
2. Kinder, welche ambulant von uns behandelt wurden.
3. Ältere Rekonvaleszenten aus Krippen, die wegen ihres Alters nicht geschützt wurden.
4. Ältere masernrekonvaleszente Geschwister aus der Privatpraxis solcher Kollegen, die deren jüngere Geschwister mit Erfolg geschützt haben.

Die Quellen 2, 3 und 4 fließen viel reichlicher, als wir erwartet haben. Sogar die Quelle 4 hat unsere Erwartung weit übertroffen. Es gibt anscheinend doch eine große Anzahl von Ärzten, die einen festgewurzelten Einfluß in den Familien haben, und eine große Anzahl vernünftiger Eltern. Solchen Kindern (4) wird prinzipiell in Gegenwart der sie begleitenden Angehörigen Blut zur Serumgewinnung entnommen, wenn sie vom Kollegen geschickt im Institut erscheinen. Mit ein klein wenig Technik läßt sich dann die Blutentnahme, ohne Kinder und Angehörige zu erschrecken, vornehmen.

Um die Kollegen dafür zu interessieren, daß sie uns Serumspender ins Institut schicken, wird solchen Kollegen von dem Serum, das wir durch ihre Hilfe gewonnen haben, ein großer Teil gutgeschrieben und beiseite gestellt. Solche Kollegen haben zur Zeit von Masernepidemien nie Mangel an Schutzserum. Dasselbe Prinzip gilt für ältere Krippeninsassen. In diesem Falle wird alles von den Kindern der betreffenden Anstalt gewonnene Serum zum Gebrauch für diese Anstalt aufbewahrt.

Auf Grund der Erfahrungen mit der Münchner Modellorganisation wiederhole ich noch einmal meine Vorschläge aus dem Jahre 1921 zur Organisation einer Serumbeschaffung in noch viel umfassenderem Maßstabe:

„Um eine Serumbeschaffung größeren Stils anzubahnen, seien aus den Einrichtungen und Erfahrungen der Münchner Organisation noch folgende Ratschläge gestattet:

Als Anstalten zur Serumgewinnung kommen vor allem Kinderkliniken, öffentliche Krankenhäuser und Kinderkrankenanstalten in Betracht, an denen bereits eine

Masernabteilung besteht oder die Errichtung einer solchen möglich ist. Hier finden masernkranke und als Serumspender in Betracht kommende Kinder Aufnahme, werden (nach Möglichkeit unentgeltlich) dort 14 Tage behandelt und verpflegt und spenden als Gegengabe dann eine kleine Blutmenge. Jeder Spender erhält eine gefällig hergestellte Bescheinigung, „daß er sein Blut dafür hergegeben hat, um andere Kinder vor schwerer Krankheit oder dem Tode zu schützen", was sicherlich für Kinder und Angehörige eine weitere Anregung bilden dürfte. In Besuchsstunden ist den Angehörigen der Zutritt zu den Kindern möglichst zu gestatten, um jedes Mißtrauen von vornherein zu beseitigen. Seuchenhygienisch ist gegen solche Besuche nichts einzuwenden, da Masern ja durch Dritte nicht übertragen werden.

Die Allgemeinheit ist durch bestehende Wohlfahrtsorganisationen (Säuglings- und Kleinkinderfürsorge, charitative Vereine u. a.) und durch die Tagespresse über die Gefährlichkeit der Masern im frühen Kindesalter und über Möglichkeit, Wert und Unschädlichkeit eines Schutzes aufzuklären.

Ärzte, welche ein Kind auf die Masernstation oder auch nur zur ambulanten Serumabnahme einweisen, erhalten dafür einen Gutschein, gegen welchen sie jederzeit eine Schutzeinheit kostenlos beziehen können.

Das Serum wird für die Privatpraxis gegen einen angemessenen Preis, für öffentliche Anstalten, Kinder der Armenpflege, Krippen und Spielschulen kostenlos abgegeben. Soweit genannte Anstalten nicht über einen eigenen Anstaltsarzt verfügen, melden dieselben einen Masernfall direkt an die Serumabgabestelle, von welcher aus dann für Injektion der gefährdeten Kinder (evtl. je nach den örtlichen Verhältnissen im Verein mit einem Amts- oder Fürsorgearzt) gesorgt wird. Die Aufnahme in eine Krippe, Spielschule oder in ein Säuglingsheim wird davon abhängig gemacht, daß ungemaserte Kinder, sobald sie als infiziert zu betrachten sind, gespritzt werden dürfen.

Um auch jedes einzelne gefährdete Kind rechtzeitig schützen zu können, muß die Meldepflicht für Masern wieder eingeführt werden. Die Meldung geschieht am

Erkrankungstage an die Polizeibehörde, welche selbst oder via Fürsorge Angehörige in infizierten Häusern oder Häuserblöcken sogleich auf die bestehende Gefahr und die Möglichkeit ihrer Abwendung hinweisen.

Kinder über 4 Jahre werden nur auf ausdrücklichen ärztlichen Antrag noch gespritzt.

Die einzelnen Serumanstalten verständigen sich (am besten durch Meldung an eine Zentralstelle) über den Bestand an lagerndem Serum, um bei Epidemien sich gegenseitig aushelfen zu können. Da jede Epidemie „Erntezeit" für Serum darstellt, kann dasselbe der aushelfenden Anstalt dann rückerstattet werden."

Am 24. IV. 1923 fand im „Preußischen Ministerium für Volkswohlfahrt" eine Sitzung statt, die sich damit befaßte, in welcher Art das Masernschutzserum der Allgemeinheit zugänglich gemacht werden könnte. Das Ergebnis der Sitzung wurde in folgendem Erlaß zusammengefaßt:

Am 24. IV. fand unter dem Vorsitz von Herrn Ministerialdirektor Prof. Dr. Gottstein eine Besprechung über das Degkwitzsche Masernserum statt.

Alle Anwesenden waren darin einer Meinung, daß das M. R. S. einen hohen Wert für die Vorbeugung der Masern besonders bei den durch diese Krankheit so gefährdeten Kleinkindern unter 4 Jahren besitzt, und daß es sich empfehlen würde, Zentralstellen einzurichten, in denen dieses Serum gesammelt würde und von denen es außer durch Ärzte auch durch Kinderkliniken, Krippen, Säuglings- und Kleinkinderheime bezogen werden könnte, falls dort Masern eingeschleppt werden oder aus anderem Grunde ein Schutz der Kinder gegen Masern notwendig werden würde. Von der Einrichtung einer staatlichen Zentralstelle glaubten alle Anwesenden abraten zu müssen, doch wurde es als zweckmäßig bezeichnet, daß bei den Gesundheitsämtern und Wohlfahrtsämtern größerer Städte derartige Zentralstellen eingerichtet würden, denen am Ort oder in der Nachbarschaft vorhandene Krankenhäuser das Serum liefern könnten und von denen aus der benachbarte Bezirk versorgt werden könnte. Auch durch die praktischen Ärzte könnten solche Stellen wirksam dadurch unterstützt werden, daß sie aus ihrer Praxis ältere Kinder (4 Jahre und älter), die als Serumspender in Betracht kommen, in Krankenhäuser einweisen und belehrend auf die Eltern dieser und der gefährdeten Kinder einwirken. Hierbei könnten sie durch Fürsorgestellen wesentlich unterstützt werden.

Es wurde angeregt, daß durch die Fach- und Tagespresse sowie durch Vorträge in ärztlichen Vereinen möglichst weite Kreise der Ärzteschaft interessiert werden sollten.

Bezüglich der Einzelheiten der Serumgewinnung und -anwendung sei auf die Arbeit von Dr. R. Degkwitz, „Über Masernrekonvaleszentenserum", in der Zeitschr. f. Kinderheilk. Bd. 27, H. 3/4 verwiesen.

Der Preußische Minister   Berlin W 66, den 21. VI. 1923.
für Volkswohlfahrt.   Leipziger Straße 3.

I. M. III. 1051.

Abdruck zur gef. Kenntnisnahme mit dem ergebensten Ersuchen, die im Bezirk vorhandenen Gesundheits- und Wohlfahrtsämter dahin zu veranlassen, daß sie sich solches Serum von den im Bezirk vorhandenen Krankenhäusern verschaffen und an Krippen sowie an Säuglings- und Kleinkinderheime abgeben, auch durch die im Bezirk vorhandenen Fürsorgestellen entsprechend belehrend auf die Bevölkerung einwirken.

Im Auftrage
Gottstein.

Das „Ministerium für Volkswohlfahrt" empfiehlt also im wesentlichen, das Serum in der Art zu beschaffen, wie es in München seit dem Jahre 1920 geschieht und sich bewährt hat, d. h. Krankenhausinsassen, Ambulanzpatienten und Krippeninsassen hauptsächlich als Serumspender zu verwenden und die Ärzte durch Bereitstellung von Serum zum Gebrauch in der Privatpraxis an der Einweisung masernkranker Kinder zu interessieren.

Verlag von Julius Springer in Berlin W 9

Lehrbuch der Infektionskrankheiten für Ärzte und Studierende.
Von Professor Dr. G. Jochmann. Zweite, vermehrte Auflage, unter Mitarbeit von Obermedizinalrat Professor Dr. B. Nocht und Professor Dr. E. Paschen bearbeitet von Professor Dr. C. Hegler in Hamburg.
In Vorbereitung

Infektionskrankheiten. Von Professor Georg Jürgens in Berlin.
Mit 112 Kurven. (Fachbücher für Ärzte, Bd. VI.) 1920.
Gebunden 7.40 Goldmark / Gebunden 1.90 Dollar

Die Bezieher der „Klinischen Wochenschrift" haben das Recht, die „Fachbücher für Ärzte" zu einem dem Ladenpreise gegenüber um 10% ermäßigten Vorzugspreis zu beziehen.

Technik und Methodik der Bakteriologie und Serologie.
Von Professor Dr. M. Klimmer, Obermedizinalrat, Direktor des Hygienischen Instituts der Tierärztlichen Hochschule Dresden. Mit 228 Textabbildungen. 1923. 14 Goldmark / 3.85 Dollar

Mikrobiologisches Praktikum. Von Professor Dr. Alfred Koch,
Direktor des Landwirtschaftlich-Bakteriologischen Instituts der Universität Göttingen. Mit 4 Textabbildungen. 1922. 8.60 Goldmark / 0.85 Dollar

Winke für die Entnahme und Einsendung von Material zur bakteriologischen, serologischen und histologischen Untersuchung. Ein Hilfsbuch für die Praxis. Von Prosektor
Dr. Emmerich, Vorstand des Pathologischen Instituts der Städtischen Krankenanstalten in Kiel, und Marine-Oberstabsarzt Dr. Hage, bisher Leiter der Bakteriologischen Untersuchungsstelle in Cuxhaven. Mit 2 Textabbildungen. 1921. 1.70 Goldmark / 0.40 Dollar

Leitfaden der Mikroparasitologie und Serologie. Mit besonderer Berücksichtigung der in den bakteriologischen Kursen gelehrten Untersuchungsmethoden. Ein Hilfsbuch für Studierende, praktische und beamtete Ärzte. Von Professor Dr. E. Gotschlich, Direktor des Hygienischen Instituts der Universität Gießen, und Professor Dr. W. Schürmann, Privatdozent der Hygiene und Abteilungsvorstand am Hygienischen Institut der Universität Halle a. S. Mit 213 meist farbigen Abbildungen. 1920.
9.40 Goldmark; gebunden 12 Goldmark / 2.25 Dollar; gebunden 2.90 Dollar

Repetitorium der Hygiene und Bakteriologie in Frage und Antwort. Von Professor Dr. W. Schürmann, Universität Gießen.
Vierte, verbesserte und vermehrte Auflage. 9. bis 15. Tausend. 1922.
4.50 Goldmark / 1.10 Dollar

Leitfaden der Desinfektion für Desinfektoren und Krankenpflegepersonen in Frage und Antwort. Von
Professor Dr. Fritz Kirstein, Kreisarzt und Direktor der Medizinal-Untersuchungs- und Impfanstalt in Hannover. Zehnte, völlig umgearbeitete und erweiterte Auflage. 1921. 2 Goldmark / 0.50 Dollar

Für das Inland: Goldmark zahlbar nach dem amtlichen Berliner Dollarbriefkurs des Vortages. Für das Ausland: Gegenwert des Dollars in der betreffenden Landeswährung, sofern sie stabil ist, oder in Dollar, englischen Pfunden, Schweizer Franken, holländischen Gulden.

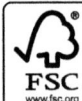

MIX
Papier aus verantwortungsvollen Quellen
Paper from responsible sources
FSC® C105338

If you have any concerns about our products,
you can contact us on
ProductSafety@springernature.com

In case Publisher is established outside the EU,
the EU authorized representative is:
**Springer Nature Customer Service Center GmbH
Europaplatz 3, 69115 Heidelberg, Germany**

Printed by Libri Plureos GmbH
in Hamburg, Germany